INFLUENCE
DES
DIFFÉRENTES FORMES DE L'ÉLECTRICITÉ
D'USAGE COURANT EN ÉLECTROTHÉRAPIE
SUR
LA NUTRITION DU MUSCLE

PAR

Le Dr X. DEBEDAT

Lauréat des Hôpitaux de Bordeaux (Méd. d'argent Externat 1890).
Membre et lauréat de la Société d'Anatomie et de Physiologie de Bordeaux (Ment. hon. 1891).
Membre de la Société française d'Électrothérapie.

BORDEAUX
IMPRIMERIE G. GOUNOUILHOU
11, RUE GUIRAUDE, 11

1894

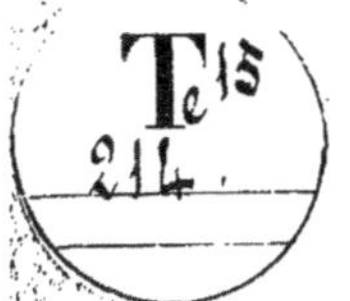

INFLUENCE

DES DIFFÉRENTES FORMES DE L'ÉLECTRICITÉ

D'USAGE COURANT EN ÉLECTROTHÉRAPIE

SUR

LA NUTRITION DU MUSCLE

DU MÊME AUTEUR

Aiguilles à épilation. Société d'Anatomie et de Physiologie normale et pathologique de Bordeaux. *Bulletin,* 1891, t. XII, p. 111.

Un nouveau renverseur de courant. Ibidem. Bulletin, 1891, t. XII, p. 123.

Électrolyseurs pour l'urètre et l'œsophage, en collaboration avec M. le professeur BERGONIÉ. *Ibidem. Bulletin,* 1891, t. XII, p. 164.

Deux nouveaux renverseurs de courant destinés à l'usage médical. Archives d'électricité médicale, 1893.

Traitement des verrues par l'électrolyse. Archives d'électricité médicale, 1893, et *Bulletin officiel de la Société française d'électrothérapie,* n° 3, Paris, 1893.

INFLUENCE

DES

DIFFÉRENTES FORMES DE L'ÉLECTRICITÉ

D'USAGE COURANT EN ÉLECTROTHÉRAPIE

SUR

LA NUTRITION DU MUSCLE

PAR

Le Dr X. DEBEDAT

Lauréat des Hôpitaux de Bordeaux (Méd. d'argent Externat 1890).
Membre et lauréat de la Société d'Anatomie et de Physiologie de Bordeaux (Ment. hon. 1891).
Membre de la Société française d'Électrothérapie.

BORDEAUX

IMPRIMERIE G. GOUNOUILHOU

11, RUE GUIRAUDE, 11

—

1894

A MES MAITRES

DE LA FACULTÉ ET DES HOPITAUX

A MON PREMIER MAITRE DES HOPITAUX

M. LE DOCTEUR LANELONGUE

PROFESSEUR DE CLINIQUE CHIRURGICALE A LA FACULTÉ DE MÉDECINE
CHEVALIER DE LA LÉGION D'HONNEUR, OFFICIER DE L'INSTRUCTION PUBLIQUE
MEMBRE CORRESPONDANT DE L'ACADÉMIE DE MÉDECINE
MEMBRE DE L'ACADÉMIE DE BORDEAUX

A M. LE DOCTEUR LANDE

MÉDECIN DES HOPITAUX
CHEVALIER DE LA LÉGION D'HONNEUR
ADJOINT AU MAIRE DE BORDEAUX

A MON PRÉSIDENT DE THÈSE

M. LE DOCTEUR BERGONIÉ

PROFESSEUR DE PHYSIQUE MÉDICALE A LA FACULTÉ DE MÉDECINE DE BORDEAUX
CHEF DU SERVICE ÉLECTROTHÉRAPIQUE DES HOPITAUX

INTRODUCTION

> « L'expérience physiologique aujourd'hui est presque le seul moyen qu'on ait pour éclairer les données thérapeutiques antérieures et qui puisse aider à en découvrir de nouvelles [1]. »

Il nous a plu de placer en tête de ce travail ce jugement de Remak, extrait de la préface de sa *Galvanotherapie*, car il résume les idées qui nous ont dirigé et sanctionne la méthode que nous avons suivie. Après quatre années passées auprès de M. le prof. Bergonié, nous sommes bien d'avis, cependant, que les enseignements de la clinique peuvent fixer l'esprit et donner une expérience pratiquement suffisante sur la question qui nous occupe. Mais les progrès récents de la science électrique et aussi le scepticisme de certains auteurs ont créé en électrothérapie le besoin d'une expérimentation nouvelle, soigneuse et matériellement concluante. Les organes de la motilité se prêtent, par bonheur, assez complaisamment aux recherches sur l'animal, et la difficulté n'est plus la même ici que lorsqu'on doit analyser des phénomènes sensitifs ou sensoriels.

(1) Remak. — *Galvanotherapie*, trad. franç. d'Alph. Morpain, p. XVI.

Toutefois, nous n'aurons pu qu'ébaucher un sujet qui, pour être abordable, n'en est pas moins très vaste, on le conçoit. Mais si nous avons pu ouvrir une vue générale, donner des indications pratiques, notre joie sera grande.

Après avoir dès longtemps imprimé leur direction à nos études médicales, M. le prof. Bergonié a bien voulu nous désigner notre sujet de travail inaugural et seconder nos efforts à le parfaire.

Parvenu au but aujourd'hui, nous apprécions plus que jamais la force amie qui nous y a porté. En offrant ici nos remerciements à notre cher maître, nous aurions à déplorer leur insuffisance, si l'amitié dont il nous honore ne nous offrait le meilleur des moyens de nous acquitter à son égard, par le témoignage de notre respectueuse affection.

INFLUENCE

DES

DIFFÉRENTES FORMES DE L'ÉLECTRICITÉ

D'USAGE COURANT EN ÉLECTROTHÉRAPIE

SUR LA

NUTRITION DU MUSCLE

HISTORIQUE

DÉFINITION DU SUJET

Les affections amyotrophiques sont fréquentes et relèvent toutes plus ou moins de l'électrothérapie. Aucune autre méthode, en effet, ne procure des résultats aussi sûrs ni aussi brillants. Des observations cliniques nombreuses en font foi et nous dispensent de longs développements. Mais ici, plus peut-être que dans les autres branches de la thérapeutique, le remède, sous ses modes multiples et suivant ses doses variables à l'infini, présente de grandes difficultés dans son application. Ces difficultés, Duchenne de Boulogne les ressent déjà et les signale vers 1850 [1]. Les progrès récents des connaissances physiques, loin de simplifier ce problème de la médecine, sont plutôt faits pour jeter le trouble dans

[1] DUCHENNE DE BOULOGNE. — *Électrisation localisée*, p. 2.

l'esprit du praticien appelé, de nos jours, à diriger un traitement dans un cas d'atrophie musculaire, car ils ont multiplié nos moyens et nos méthodes. Il suffit, pour mettre ce fait en évidence, de jeter un coup d'œil rapide sur l'histoire de l'arsenal électrothérapique.

Certes, au début, l'outillage était des plus simples : les poissons électriques étaient les seuls électromoteurs à la disposition de l'homme. L'électrothérapie a des origines bien anciennes, on le voit. A des milliers d'années de nous, en effet, la tradition rapporte que les négresses plongeaient leurs enfants malades dans de l'eau où s'agitaient des poissons électriques.

En l'an 34 après J.-C., Scribonius Largus traitait le mal de tête, avec succès paraît-il, par l'application directe d'une torpille, et prescrivait, contre la podagre, des bains de pieds dans un bassin contenant un de ces animaux.

Les mêmes moyens thérapeutiques furent recommandés aussi par Pline, Hippocrate, Galien et Dioscoride (1).

Ce n'est qu'à une époque bien plus voisine de la nôtre (1740) que l'on apprend à confectionner des appareils capables de fournir de l'électricité, et que naissent, à proprement parler, l'électrophysiologie et l'électrothérapie.

L'instrumentation médicale, réduite d'abord aux machines statiques plus ou moins grossières et à la bouteille de Leyde (1746), s'enrichit plus tard des piles diverses que la science venait de créer : colonne de Volta (1800), etc. La découverte de Faraday (1831) amenait la création des appareils volta et magnétoélectriques. Entre les mains de Duchenne, ces instruments se perfectionnent (1850) et contribuent à doter la physiologie et l'anatomie de l'œuvre immortelle qui a pour titre : *de l'Électrisation localisée.*

(1) Rudolf Lewandowski. — *Electrodiagnostik und Electrotherapie*, p. 319, Wien und Leipzig, 1892.

Après Duchenne, l'électrothérapie avait donc à sa disposition trois formes électriques distinctes : électricité de frottement, électricité résultant d'actions chimiques, électricité faradique.

Il sera bon d'insister en cet endroit sur cette particularité, importante au point de vue où nous nous sommes placé : c'est que le muscle réagit par des contractions en présence de chacune de ces trois modalités de l'agent électrique, de façons diverses il est vrai, mais toujours visiblement.

Courants alternatifs, courants sinusoïdaux découverts depuis, dans la marche rapide que la science physique a fournie de nos jours, sont encore des modalités du principe électrique capables d'agir sur les muscles. La médecine aura bientôt à les utiliser; on en dispose déjà dans les installations bien faites.

On voit ainsi combien se complique pour nous la question que se posait Duchenne au début de son ouvrage : « Les propriétés physiologiques et thérapeutiques des différentes espèces d'électricité sont-elles identiques [1]? »

N'a-t-on pas pour guide une expérience clinique réelle, on hésitera évidemment toutes les fois qu'on aura affaire à une atrophie musculaire, car les préceptes généraux manquent où qu'on les cherche. On ne rencontre dans les différents traités que des indications particulières difficiles à retenir et inaptes à satisfaire l'esprit.

Même il y a plus, et les contradictions ne sont pas rares, suivant les auteurs que l'on consulte. Nous ne donnerons qu'un exemple de ce fait. Avec Duchenne, on serait tenté de n'avoir recours qu'aux courants d'induction; Remak, au contraire, emploie exclusivement les courants galvaniques. « Des trois espèces d'électricité, dit le premier, l'électricité d'induction est celle qui convient le mieux à l'électrisation

(1) Duchenne de Boulogne. — *Loc. cit.*

musculaire, surtout quand cette opération doit être longtemps et fréquemment pratiquée [1]. » Et il s'efforce d'en fournir la preuve. Au sujet des appareils d'induction, le second s'exprime en ces termes : « Je ne voudrais pas faire croire qu'un appareil quelconque de ce genre pût jamais atteindre la valeur thérapeutique du courant constant... Depuis que j'ai acquis cette conviction, j'ai cessé toutes les études comparées et je me sers exclusivement du courant constant, non seulement dans le traitement des paralysies, mais encore dans tous les cas où je veux employer l'électricité comme moyen curatif sur des nerfs, des muscles ou d'autres tissus [2]. »

Au mois de septembre de l'année 1891, au Congrès d'électrothérapie tenu à Francfort-sur-Main, les opinions diverses se heurtèrent avec violence non seulement au sujet des méthodes diverses, mais encore, chose stupéfiante, au sujet de savoir si l'électricité peut ou non rendre des services en médecine [3]. Une théorie nouvelle vit le jour au sein de cette assemblée, et l'on put entendre rapporter à la suggestion les modifications que l'électricité fait subir tant aux muscles qu'aux autres organes. Möbius était l'apôtre le plus ardent de cette idée. A côté de Möbius, L. Bruns, qui partage presque complètement ce scepticisme, réclame des expériences physiologiques pour élucider la question [4].

En effet, l'animal n'est point susceptible de suggestion, et une expérience faite sur lui, qui donnât comme résultat une modification quelconque dans la nutrition d'un muscle, par exemple, suffirait à donner à Möbius et à ses adeptes un démenti formel.

[1] Duchenne de Boulogne. — *Loc. cit.*, p. 42.

[2] Remak. — *Galvanotherapie*, p. 439.

[3] Mobius. — *Schmidt's Jahrbücher der in und auslandischen gesammten Medicin*, p. 65, n° 1, 1893.

[4] Möbius. — *Loc. cit.*

Et si cette modification consistait dans un accroissement du nombre des fibrilles musculaires ou dans l'exagération des propriétés spéciales du tissu, on en pourrait conclure à un effet favorable du courant expérimenté, suivant la méthode mise en œuvre dans le cas particulier. Après une étude comparative, les caractéristiques du courant produisant les effets les plus marqués ou les plus rapides seraient pris comme types dans l'avenir.

Dans une autre série de recherches on pourrait espérer reproduire expérimentalement chez le cheval, le chien, le lapin, le cobaye, des états pathologiques, des névrites, par exemple, avec atrophie musculaire, et les soumettre à l'épreuve des diverses méthodes électrothérapiques.

C'est là une opinion raisonnable et généralement admise; cependant aucune expérimentation n'a encore été tentée dans ce sens. Nous n'avons jusqu'ici que des essais isolés pratiqués sur des sujets plus ou moins mutilés dans le but d'étudier tel ou tel phénomène de l'activité musculaire.

Nulle part, enfin, tant en France qu'à l'étranger, on ne trouve d'étude expérimentale comparative sur les effets des divers courants sur le muscle soit physiologique, soit pathologique. L'étude des effets des différentes formes de l'électricité sur la nutrition musculaire est un terrain neuf.

En 1892, M. d'Arsonval, travaillant à « se rendre compte des effets physiologiques des différents modes d'électrisation », pense encore comme Duchenne : « Les modifications apportées à l'organisme par l'électrisation, comprises sous la dénomination commune d'effets physiologiques de l'électricité, m'ont paru manquer totalement de précision [1]. »

Dans le cas particulier du système musculaire, il y a donc

[1] A. d'Arsonval. — *Voltaïsation sinusoïdale* (*Arch. de phys. norm. et pathol.*, p. 74, 1892).

quelque originalité à essayer aujourd'hui de fournir des résultats d'expériences. Les effets comparés des différentes excitations électriques d'usage courant en électrothérapie sur le muscle sain chez l'animal vivant seront des premiers jalons dans cette vaste étude. Ils forment le sujet du travail que nous produisons, et nous croyons avoir suffisamment montré dans ce court historique et l'intérêt pratique de ce travail et les limites dans lesquelles nous avons jugé bon de le restreindre.

Il a été divisé en six chapitres. Le premier traite de la nutrition musculaire en général et des rapports de la circulation avec la contraction.

Le second, intitulé : « De l'exercice électriquement provoqué, » est un parallèle entre l'exercice naturel et l'exercice artificiel électrique.

Le troisième établit les avantages de la gymnastique électrique et les liens qui unissent l'excitation et la contraction.

Le quatrième est l'exposé détaillé de notre technique expérimentale.

Le cinquième renferme les détails de nos expériences personnelles. A la suite de chacune des expériences, un tableau résume les résultats obtenus et facilite la comparaison.

Enfin, le sixième présente les conclusions qu'autorise l'ensemble de l'étude.

CHAPITRE PREMIER

NUTRITION MUSCULAIRE
RAPPORTS DE LA CIRCULATION ET DE LA CONTRACTION

On ne saurait donner de définition plus concise ni plus exacte de la nutrition que celle qu'en donne Bouchard (1) : « C'est la vie, avec son double mouvement d'assimilation et de désassimilation, de création et de destruction. » Qu'on analyse ce double phénomène à propos du système musculaire; on peut le subdiviser, comme pour tous les systèmes de l'organisme, en quatre actes principaux : *translation de pénétration, transmutation vivifiante, transmutation rétrograde, translation d'expulsion*. Ces actes s'accomplissent au niveau des éléments anatomiques, au sein du milieu où ils vivent. Ce milieu est le sang qui charrie les matériaux assimilables et remporte les matériaux de déchet. La nutrition et la circulation sont donc étroitement liées l'une à l'autre. Ces généralités sont ici d'un intérêt capital, car elles sont la base de cette étude. Nous avons pu éviter toute longueur dans leur exposé par le fait même que ce sont vérités classiques.

De là découle naturellement cette conclusion : que toute cause favorisant les fonctions circulatoires au niveau d'un

(1) Ch. Bouchard. — *Maladies par ralentissement de la nutrition*, 2e édit., 1885.

muscle favorisera la nutrition de cet organe. Par la clinique, nous connaissons d'ailleurs l'influence néfaste de la congestion et de l'ischémie.

Ne faut-il donc pas expliquer les effets de l'exercice physiologique par une action sur les actes circulatoires? La démonstration en est aujourd'hui suffisante, à notre avis.

Mais voyons d'abord les faits, des faits positifs sur lesquels nous puissions nous appuyer en toute confiance. Il est indéniable que le gymnaste, qui fait constamment travailler les muscles de ses épaules dans l'exercice des anneaux, a ces mêmes muscles beaucoup plus développés qu'un homme normal de sa constitution. Les gens adonnés aux exercices de l'escrime sont surtout remarquables à ce point de vue; l'augmentation du volume des muscles actifs amène chez eux une asymétrie frappante; très fréquemment l'épaule droite, qui travaille surtout dans ces conditions, l'emporte sur la gauche par le développement de ses reliefs musculaires. Ici on constate nettement l'exactitude de cette loi de physiologie : la fonction fait l'organe.

Encore la proposition inverse est exacte, et il est d'observation que l'inaction prolongée d'un muscle ou d'un groupe de muscles en produit l'atrophie. La contractilité a pu être dite propriété vitale du tissu musculaire, et la contraction qui résulte de la mise en jeu de cette propriété est la manifestation première et la condition de la vie du muscle.

Nous pourrions ici, pour appuyer cette manière de voir, faire appel aux enseignements de la clinique si nous n'avions pas pris le parti de ne point abandonner le terrain de la physiologie expérimentale. Aussi ne ferons-nous que mentionner les résultats de la gymnastique médicale et des divers procédés de massage imaginés par Ling et connus sous le nom de kinésithérapie.

Il nous faut donc étudier maintenant les rapports de la contraction physiologique avec la circulation. Nous avons dit plus haut que cette étude était faite, et nous le démontrerons en rappelant les expériences irréfutables de M. Kaufmann, professeur de physiologie à l'École nationale vétérinaire d'Alfort.

Les travaux de MM. Chauveau et Kaufmann [1] résument les recherches antérieures de Claude Bernard [2], de Ranvier [3], de Ranke [4], de Ludwig et ses élèves [5], de Gaskell [6], de Regnard et Brissaud [7], de Dogiel [8], d'Hafiz [9] et d'Humilewski [10]. Ils mettent au point, en ce qui concerne les muscles en activité physiologique, les diverses conclusions de ces auteurs.

En voici un résumé. Le masséter offre chez le cheval une artère et une veine maxillo-musculaires facilement accessibles dans lesquelles on introduit un tube en T dont la branche transversale est reliée à un manomètre enregistreur. On constate ainsi que, pendant leur fonctionnement physiologique, les masséters sont traversés par une quantité de sang environ cinq fois plus considérable que celle qui traverse ces muscles au repos. On note en même temps les contractions muscu-

(1) Chauveau. — *Le travail musculaire et l'énergie qu'il représente.* 1 v. in-8°, 1892.

(2) Cl. Bernard. — *Leçons sur les liquides de l'organisme*, t. I, p. 325.

(3) Ranvier. — *Notes sur les vaisseaux sanguins et la circulation dans les muscles rouges* (*Arch. de phys.*, p. 448, 1874).

(4) Ranke. — *Die Blutvertheiligung*, 1871.

(5) Ludwig et ses Élèves. — *Ludwig's Arbeiten*, 1870-71.

(6) Gaskell. — *On the relationship between the structure and the fonction of the nerves wich innervate the visceral and vascular system* (*Journ. of physiol.*, t. VI).

(7) Regnard et Brissaud. — *Température dans la contraction musculaire* (*Compte rendu de la Soc. de biol.*, p. 13, 17, 52, 1880).

(8) Dogiel. — *Ueber den Einfluss des Ischiadicus und der Cruralnerven auf den Blustrom in der Hinterextremitat* (*Pflüg. Arch.*, t. III, 1870).

(9) Hafiz. — *Ludwig's Arbeiten*, 1870.

(10) Humilewski. — *Ueber den Einfluss der Muskelcontractionen der Hinterextremitat auf ihre Blutcirculation* (*Arch. f. Phys.*, 1890).

laires. Les graphiques montrent une augmentation de la pression veineuse pendant la durée du fonctionnement rythmé des muscles; cette suractivité résulte de l'accélération du cœur, facile à constater sur l'artère. En notant les pressions manométriques carotidiennes à inégale distance du cœur, on constate à la fois l'élévation de pression et l'augmentation de vitesse du sang carotidien indiquant une circulation plus active dans la tête. On constate en même temps une diminution de pression dans l'artère maxillo-musculaire et une augmentation dans la veine. Il y a donc une vaso-dilatation intra-musculaire qui coïncide avec le fonctionnement du muscle et dure autant que lui. Elle disparaît ensuite graduellement. A chaque raccourcissement du masséter, il se produit une élévation de la pression dans l'artère et la veine; à chaque relâchement, un abaissement de pression. L'écoulement sanguin est donc rythmé comme le mouvement musculaire lui-même. Si l'on ouvre la veine, on voit le sang s'échapper par saccades en nombre égal à celui des coups de mâchoires. Le muscle qui se contracte agit donc comme le cœur lui-même sur le sang qui le traverse : d'où un pouls veineux musculaire et un pouls artériel d'origine périphérique qui vient modifier ou remplacer quelquefois complètement le pouls d'origine cardiaque. Vers la fin du repas, les coups de mâchoires s'espacent et s'affaiblissent et les deux sortes de pouls sont toujours mélangées. L'activité musculaire physiologique soulage le système artériel; elle surcharge au contraire le système veineux et tend à produire sa dilatation exagérée (1).

L'action cardiaque (2) compense l'effet vaso-dilatateur et maintient la pression normale. En est-il ainsi dans tous les

(1) M. Kaufmann. — *Arch. de physiol.*, p. 279, 1892.
(2) M. Kaufmann. — *Arch. de physiol.*, p. 495, 1892.

cas, et spécialement dans l'acte de la locomotion au pas qui, faisant intervenir un grand nombre de muscles, produit une vaso-dilatation périphérique énorme? Kaufmann fait marcher un cheval sur place au moyen d'un manège appelé en agriculture *piétineuse, tripoteuse* ou *trépigneuse*. Il constate, au moyen de la courbe carotidienne, un abaissement notable de la pression coïncidant avec une accélération cardiaque.

En résumé : 1° l'exercice musculaire modéré facilite la circulation générale en augmentant simultanément et parallèlement le débit cardiaque et le débit artériel périphérique: 2° l'exercice musculaire violent sans entraînement préalable est rapidement accompagné de l'impuissance du cœur. Les systoles cardiaques, malgré leur fréquence extrême, restent insuffisantes pour alimenter convenablement le système artériel fortement dilaté à la périphérie par le fonctionnement musculaire. De là les douleurs cardiaques et l'essoufflement qu'éprouvent l'homme et les animaux non entraînés. L'entraînement progressif agit et en augmentant la puissance et la résistance du muscle, et en adaptant la puissance du cœur aux besoins circulatoires du système locomoteur.

En définitive, il résulte de l'étude qui précède que l'inertie fonctionnelle du muscle et le surmenage ont, au point de vue de la nutrition, des effets néfastes. L'exercice modéré produit, au contraire, les meilleurs effets par son action sur la circulation intra-musculaire.

Nous ne saurions clore ce chapitre des rapports de la circulation avec la contraction sans citer un fait tiré de l'anatomie comparée, mis en lumière par Ranvier. L'étude histologique des muscles rouges du lapin montre en effet une disposition des vaisseaux intra-musculaires appropriée au mode particulier de contraction. Cette contraction est lente à se produire, et cesse progressivement, donnant sur les graphiques une courbe analogue à celle que fournissent les muscles lisses. Elle est toutefois rapide encore à côté de celles des muscles du canal intestinal. C'est, au point de vue physiologique, une forme intermédiaire.

« Dans les muscles rouges du lapin, les vaisseaux sanguins ont une forme et une disposition particulières. Les mailles formées par les réseaux capillaires sont, en beaucoup de points, presque aussi larges que longues; les branches longitudinales de ce réseau sont sinueuses, tandis que les branches transversales montrent des dilatations fusiformes. Les veinules qui partent du réseau portent des dilatations encore plus considérables. Les muscles rouges, qui se contractent longuement et avec persistance, présentent des capillaires nombreux, volumineux et munis de dilatations qui forment autant de réservoirs pour le sang [1]. »

Nous verrons plus loin, au cours de nos expériences, que ces muscles sont doués d'une résistance considérable au surmenage.

[1] Ranvier. — *Traité techn. d'histol.*, p. 398, 1889.

CHAPITRE II

EXERCICE ÉLECTRIQUEMENT PROVOQUÉ

Cette étude semblerait manquer d'unité si nous ne placions ici une courte remarque. Nous avons hésité quelque temps à prendre pour titre : *De la gymnastique électrique;* mais les résultats de nos expériences nous ont obligé à choisir un intitulé plus compréhensif. Ces résultats, en effet, nous ont appris que l'électricité agit autrement que comme excitant de la contractilité musculaire. Et l'histoire de notre lapin n° 6 (V. expér. 7) montre que le courant galvanique introduit progressivement dans une masse musculaire, puis progressivement supprimé, ne déterminant par conséquent jamais la moindre contraction, est capable de modifier activement les processus nutritifs.

Cette notion expérimentale acquise, nous sommes bien autorisé à conclure que le mode d'action de l'électricité sur la vitalité musculaire est complexe. Ainsi, bien que voulant nous borner à expliquer ici par l'exercice provoqué la plupart des actions de l'électricité sous ses diverses formes thérapeutiques, nous voyons nos conclusions dépasser ce but. Car, sans définir toutefois le mode d'action du courant continu, elles fournissent à ce sujet des renseignements importants.

Néanmoins, la question de la gymnastique électrique demeure notre but principal. Dans le présent chapitre, nous nous efforcerons d'établir l'analogie qui existe entre la contraction physiologique et la contraction électriquement provoquée dans les applications médicales.

Dans le très intéressant article auquel nous avons emprunté le détail des expériences de M. le prof. Kaufmann, cet auteur écrit : « La plupart des physiologistes n'ont porté leur attention que sur les modifications circulatoires qui accompagnent les contractions musculaires provoquées par l'excitation artificielle, le plus souvent électrique, portant soit sur les nerfs moteurs coupés ou intacts, soit directement sur le tissu musculaire. Or, les contractions musculaires obtenues dans ces conditions artificielles ne peuvent pas être assimilées complètement à celles que l'animal exécute lorsqu'il fait agir ses muscles dans un acte physiologique quelconque.

. . . .

» Le plus souvent, les expérimentateurs ont provoqué des contractions tétaniques, c'est-à-dire de véritables contractures plus ou moins durables. Ce n'est pas ainsi que les muscles se comportent lorsqu'ils fonctionnent sous l'influence de la volonté ou par l'action des réflexes naturels. Pendant leur fonctionnement physiologique, les muscles se contractent en général suivant un rythme tout particulier, rythme qui est étroitement lié à celui de l'acte dans lequel les contractions interviennent. Ce rythme qui implique une synergie, ou cette intermittence dans la contraction est nécessaire dans la plupart des actes exécutés naturellement par le système musculaire.

» De l'intermittence de l'action résulte un rythme dans

la contraction en rapport avec l'acte physiologique que l'on envisage. Il en résulte qu'il y a lieu de tenir compte non seulement du raccourcissement, mais aussi du relâchement du muscle. Ces deux éléments de l'activité musculaire sont également importants; ils contribuent par leur association à assurer l'effet utile de la contraction. »

Les remarques de M. le prof. Kaufmann sont évidemment très justes, mais elles ne peuvent s'adresser qu'aux méthodes mises en œuvre par les physiologistes. Elles ne sauraient s'appliquer à la méthode d'excitation percutanée localisée qu'on utilise en électrothérapie, et dont nous nous sommes toujours servi au cours de nos expériences. Ici, plus de mutilation cutanée, musculaire ni nerveuse; point non plus d'excitation immédiate.

Quant à la forme de la contraction électrique, nous verrons qu'elle peut être celle qu'on voudra et imiter en tous points la contraction physiologique avec son énergie, sa durée, son rythme.

Deux moyens s'offrent à l'expérimentateur pour l'étude des analogies des contractions naturelles et artificielles; ce sont : 1° l'examen direct des vaisseaux pendant la contraction électrique; 2° l'étude des résultats éloignés de l'exercice artificiel.

Examen des vaisseaux. — Un hasard d'expérience nous a mis sur la voie d'un procédé commode à cet effet. Pour exciter chez un lapin les muscles postérieurs de la cuisse, nous tondions aux ciseaux la face externe de cette région, lorsque, dans un mouvement intempestif, nous fîmes à la peau extrêmement délicate de l'animal, une boutonnière d'un centimètre environ dans son grand diamètre. La veine saphène externe apparaissait intacte au-dessous, au voisinage de l'interstice du biceps fémoral et du demi-tendineux. La toilette du sujet fut achevée néanmoins, et nous pûmes observer ce qui suit :

Expérience N° 1

Il s'agit du lapin n° 5, dont nous trouverons plus loin l'histoire complète, et que nous devions soumettre aux excitations tétanisantes faradiques.

Les tampons excitateurs, égaux en surface, placés sur la peau saine, de part et d'autre de l'incision dont nous avons parlé, exactement au niveau des insertions supérieure et inférieure du muscle biceps fémoral, un courant faradique à interruptions rapides est lancé. Les trois muscles de la région postérieure de la cuisse entrent en contraction permanente. Aussitôt la veine saphène externe devient turgescente dans l'intervalle des tampons et à quelque distance au-dessus. La contraction tétanique est prolongée cinq minutes; pendant tout ce temps, la veine demeure gonflée de sang très noir, tendue et redressée dans son trajet, normalement curviligne. Vers la fin de la séance, l'excitabilité musculaire et la tension intra-veineuse diminuent graduellement et tombent ensemble.

Une minute ensuite, le vaisseau a déjà repris son aspect normal. Mais l'animal accuse une fatigue visible ; les mouvements respiratoires sont fréquents, le membre électrisé reste dans l'extension. L'intensité du courant employé était juste suffisante à produire la contraction complète des muscles.

Ainsi, la vaso-dilatation a duré, comme dans l'exercice physiologique, autant que la contraction ; comme dans l'exercice physiologique, la tension intra-vasculaire a diminué parallèlement à l'énergie de la contraction.

Un quart d'heure après ce premier examen, le même animal, reposé, est soumis à des excitations faradiques rythmées par un dispositif que nous décrirons plus loin. Les périodes d'activité et de repos des muscles sont exactement de même durée. On constate alors dans la veine saphène externe un pouls veineux isochrone aux mouvements de contraction et de relâchement, comme dans l'exercice physiologique.

L'animal n'accusant aucun phénomène de fatigue, les muscles sont excités aussitôt par un courant galvanique rythmé comme le courant faradique, et d'une intensité de 2 m A. Le pouls veineux réapparaît, isochrone avec les deux temps des secousses.

Le courant galvanique passe enfin sans interruption et avec la même intensité de 2 m A. Mais ici, aucun phénomène visible ne se manifeste du côté de la saphène. On ne note que de la rougeur de la peau au niveau des deux tampons. Pas de contractions, pas de pouls veineux, pas de turgescence de la saphène. Rien d'appréciable au doigt du côté de l'artère fémorale.

Cependant, l'exploration de cette artère fournit des renseignements intéressants pendant la contraction artificielle dans les conditions d'expérience exposées ci-dessus. Chez le lapin jeune, les battements de l'artère fémorale sont vraiment difficiles à percevoir. Le meilleur procédé de palpation consiste à saisir entre le pouce et l'index la cuisse du sujet dans sa partie moyenne, au point où l'artère croise le fémur. de façon à placer la pulpe du doigt explorateur en travers de la direction du vaisseau.

Les premiers battements sont nets, mais rapidement ils deviennent imperceptibles.

Or, pendant toute la durée de l'excitation rythmée des muscles postérieurs de la cuisse, les battements sont très accusés et ils demeurent tels pendant trois ou quatre minutes après une séance de cinq minutes. L'augmentation d'amplitude du pouls fémoral dans ce cas est des plus faciles à percevoir par l'examen simultané des deux fémorales quand l'excitation a été unilatérale.

Nous avons eu l'occasion de répéter cette expérimentation sans léser nullement le revêtement cutané. La veine saphène apparaît très nettement sous la peau des lapins jeunes, et l'on peut, chez de tels sujets, suivre au travers d'elle les phénomènes que nous avons signalés, sans recourir au procédé de la boutonnière. si le membre a été préalablement rasé.

Les phénomènes circulatoires qui accompagnent la contraction musculaire sont apparemment identiques dans l'exercice physiologique à ceux qui accompagnent la contraction artificielle provoquée par les méthodes d'excitation usitées en électrothérapie.

Étude des résultats éloignés. — De même que l'exercice physiologique, la gymnastique électrique a pour conséquences l'entraînement ou le surmenage.

Nos expériences sur l'animal en feront foi. Cependant, n'eût-on en mémoire les dénégations de l'école allemande de Möbius, on pourrait s'en tenir à ce sujet aux données fournies par certaines observations cliniques, qui ont toute la valeur de l'expérimentation physiologique.

Nous faisons allusion, en ce qui concerne le surmenage, aux faits partout cités d'atrophies musculaires amenées par des applications intempestives ou brutales de l'électricité. Aux intensités normales, l'électricité ne produit jamais d'arrêts de la nutrition semblables à ceux que signale M. d'Arsonval dans les cas de fortes décharges. Elle agit bien plutôt, comme l'exercice physiologique exagéré, par le mécanisme du surmenage cellulaire, élémentaire, qui trouble surtout le troisième acte de la nutrition, les transmutations désassimilatrices.

Les faits de surmenage musculaire produits par la faradisation mal appliquée sont malheureusement trop fréquents et assez connus pour que nous n'ayons pas à insister davantage à ce propos. L'excitation électrique appliquée à certains muscles voués à l'atrophie à la suite d'une ankylose montre bien l'action que peut exercer cette gymnastique spéciale sur la nutrition musculaire.

On peut éviter, dans le cas, de soulever une question grave de pathologie au sujet du mode de production de ces atrophies. Faut-il les attribuer à l'inertie seule, ou faut-il y voir avec Charcot, Paget, etc., des trophonévroses réflexes, ou bien avec Bouchard, des névrites spéciales? Peu nous importe au point de vue thérapeutique, car nous savons que l'exercice naturel, dès qu'il est possible, triomphe de ces affections, et nous n'avons, on se le rappelle, d'autre but que de comparer dans leurs résultats éloignés l'exercice physiologique et l'exercice électriquement provoqué.

Au cours de l'année 1893, nous avons eu l'occasion de soigner, à la Clinique électrothérapique de l'hôpital Saint-André, un malade dont nous rapporterons, à titre d'exemple, l'observation résumée.

Ce malade était porteur d'une ankylose récente de l'articulation du genou à la suite d'une fracture de la rotule traitée par la suture osseuse, mais malheureusement compliquée d'accidents septiques. Quand nous vîmes cet homme, le triceps fémoral présentait une atrophie considérable. Les vastes étaient surtout diminués de volume; toutefois, aucun des trois chefs musculaires ne présentait les réactions de dégénérescence. Le sujet, âgé de cinquante-trois ans, était, d'autre part, doué d'un tempérament robuste; et nous lui proposâmes un traitement électrique dans l'espoir de lui refaire son droit antérieur. Nous avons dirigé attentivement son traitement, soignant simultanément le droit antérieur, le vaste interne et le vaste externe. Les excitations faradiques rythmées furent employées avec une large plaque fessière (200 centimètres carrés) et trois excitateurs circulaires de 3 centimètres de diamètre placés aux points moteurs des trois muscles. L'atrophie céda rapidement, si bien que vers la douzième séance d'électrisation (un quart d'heure à 30 contractions par minute), les deux triceps étaient sensiblement égaux en volume. Les vastes n'avaient pu exécuter que les mouvements artificiels provoqués par les excitations faradiques rythmiques. Le malade cessa dès lors tout traitement.

Nous le revoyions trois semaines plus tard. Son droit antérieur seul s'était maintenu, le malade s'en servant pour accomplir les mouvements de flexion de la cuisse sur le bassin. Les vastes, complètement inactifs, étaient revenus à leur état primitif d'atrophie.

Les cas de ce genre, certes, ne sont pas rares. Ils sont expérimentaux par excellence et fournissent un point d'appui sérieux à notre argumentation.

Mais quelque importance qu'on puisse leur accorder, il faut

bien reconnaître que l'étude des résultats éloignés de la gymnastique électrique ne peut pas en retirer des renseignements complets. Les expériences sur l'animal permettent seules le contrôle de la balance et l'examen histologique des muscles électrisés.

CHAPITRE III

AVANTAGES DE LA GYMNASTIQUE ÉLECTRIQUE
FORMES DE L'EXCITATION ET FORMES DE LA CONTRACTION

L'électricité, en tant qu'excitant de la contractilité musculaire, présente, au point de vue thérapeutique, des avantages précieux sur les agents similaires. Nous nous efforcerons ici de le montrer, car nous ne saurions laisser à penser que l'excitation électrique peut être remplacée par des moyens mécaniques plus efficaces ou plus simples. Impossible d'éviter dans cet ordre d'idées une digression sur le domaine pathologique. Ce sera le côté pratique de notre étude.

La gymnastique électrique est surtout excellente en ce qu'elle peut être :

1° Toujours appliquée;

2° Exactement localisée;

3° Précisément mesurée;

4° Déterminée dans sa forme.

1° Elle peut être toujours appliquée. — Tant qu'un muscle vit, en effet, tant qu'il existe, tant qu'il renferme enfin dans sa masse une fibrille contractile, l'électricité peut agir efficacement sur lui et déterminer des contractions. Un muscle qui a perdu toute excitabilité électrique a perdu la totalité de ses éléments propres; il n'a plus de l'organe normal que la forme, ou peut-être le volume; c'est une masse de tissu adipeux ou fibreux.

Pour passer rapidement en revue les diverses amyotrophies, nous ferons volontiers quelques emprunts à une excellente étude de M. David Ferrier, de Londres, lue à l'Association médicale britannique, à la session de Newcastle-on-Tyne, le 1er août 1893 (1).

Les amyotrophies peuvent être divisées en deux groupes : le premier comprend les paralysies sans dégénération des muscles; au second appartiennent celles qui sont suivies ou qui dépendent de la dégénérescence des fibres musculaires.

Les affections de ce second groupe peuvent être subdivisées à leur tour en : atrophie musculaire myopathique, atrophie musculaire neuropathique, atrophie musculaire myélopathique, atrophie musculaire arthritique.

Au point de vue électrothérapeutique, cette division des amyotrophies se simplifie et on n'a plus à compter qu'avec deux catégories distinctes : des muscles à réactions normales et des muscles à réactions spéciales dites de dégénérescence.

Ici, toute excitabilité vis-à-vis du courant faradique est anéantie, l'excitabilité galvanique est inversée; mais, quoi qu'il en soit, le pôle positif peut encore amener des contractions souvent très énergiques.

Dans tous les cas, donc, la médication de la gymnastique électrique peut être appliquée.

2° Elle peut être exactement localisée. — Depuis les travaux immortels de Duchenne, ce fait n'est plus l'objet du moindre doute. Et c'est un avantage précieux de la méthode au point de vue du diagnostic comme aussi pour le traitement

(1) Voir *Sem. méd.*, p. 405, 1893.

des affections musculaires. En ce qui concerne le traitement, nous avons surtout à insister ici.

Dans les cas où un seul muscle est atteint, par exemple, l'électricité peut seule se proposer d'agir sur l'organe malade, sans retentir sur des groupes voisins sains, parfois antagonistes, indication souvent importante à remplir.

Ou bien, s'il s'agit d'une atrophie commençante, complètement établie même, compliquant une arthrite, on se verrait dans l'obligation de laisser évoluer l'affection musculaire de peur de provoquer des complications articulaires, ou tout au moins des douleurs intolérables au niveau de l'article malade.

Dans l'arthrite rhumatismale aiguë du genou, fort tenace dans bien des circonstances, le triceps fémoral est sérieusement menacé et souvent atteint; nous citons ce cas entre bien d'autres. Un seul moyen s'offre au médecin pour conjurer l'atrophie : c'est l'exercice électriquement provoqué, car ce traitement, qui peut rester purement local, peut être institué à toutes les périodes de la manifestation rhumatismale. Le membre est placé dans l'extension complète, position qui convient le mieux au traitement chirurgical de l'affection. Le muscle ne peut plus dès lors produire de déplacement des segments osseux, et il devient possible ainsi de le faire entrer en contraction, sans avoir rien à redouter. Le muscle n'est plus, de la sorte, exposé aux conséquences fâcheuses de l'inertie prolongée; il est normal quand l'arthrite a cédé.

3° Elle peut être précisément mesurée. — La force électromotrice, les résistances, l'intensité des courants employés, le nombre des secousses, le nombre des séances sont autant de données précises que la Physique fournit à la Clinique, et qui permettent d'évaluer le travail accompli, d'en graduer les doses et d'arriver, en somme, avec certitude au but recherché.

4° Elle peut être déterminée dans sa forme. — Dans une série d'études poursuivies depuis 1881, M. d'Arsonval a montré que la forme de la contraction était en rapport avec la forme physique de l'onde électrique d'excitation [1]. La méthode de Guillemin, ou celle plus commode de M. d'Arsonval, permet de tracer point par point la forme de l'onde électrique. Cette courbe, que ce dernier auteur a appelée *caractéristique d'excitation*, s'obtient en portant le temps en abscisses, et les variations du potentiel au point excité en ordonnées [2].

La question des rapports de la forme des courants avec la forme des contractions est devenue classique par l'enseignement de M. le prof. Bergonié [3]. On sait aujourd'hui la forme du courant à employer pour obtenir la secousse, le tétanos, les mouvements tétaniques rythmés si voisins de l'exercice physiologique.

Nous pouvons donc ici clore ce chapitre et passer à la partie expérimentale, vraiment originale, de notre travail, qui montre les résultats éloignés de la gymnastique électrique sur le muscle physiologique.

(1) A. d'Arsonval. — *Voltaïsation sinusoïdale* (*Arch. de phys.*, p. 69, 1892).
(2) A. d'Arsonval. — *Voltaïsation sinusoïdale*, *loc. cit.*
(3) J. Bergonié. — *Leçons d'électricité médicale*, 1893.

CHAPITRE IV

TECHNIQUE EXPÉRIMENTALE

Avant d'entreprendre, dans l'ordre d'idées que nous avons exposé, les expériences que nous allons rapporter, il fallait recourir à des précautions importantes aptes à les rendre démonstratives.

Choix des sujets. — Suivant la recommandation de Bruns, nous avons voulu prendre comme sujets des animaux. Mais dans la série animale le choix était vaste et, aussi, délicat. Pour obtenir des résultats comparables entre eux, il était bon d'avoir des animaux de même espèce, de même souche et de même âge. Une nichée suffisamment nombreuse semblait indiquée à cet effet. Ces animaux devaient, d'autre part, être faciles à maintenir dans une demi-immobilité et capables néanmoins de s'accoutumer vingt jours durant de cette existence peu normale. Des muscles assez volumineux, aisément excitables, étaient nécessaires. Enfin, c'est pour cet ensemble de raisons, et non simplement au hasard, que nous avons pris des lapins.

Mode d'élevage. — Six lapins d'une même portée ont été installés au chenil du laboratoire de la Faculté, dans une cage à six compartiments. Ces compartiments avaient des dimensions telles que les sujets pouvaient à peine s'y retourner et point s'y dresser, faisant ainsi trop peu d'exercice pour détruire les effets de l'exercice artificiel auquel certains de leurs muscles allaient être soumis. Il est aisé de se convaincre, d'ailleurs, que, dans ces conditions, les lapins se meuvent à peine, et qu'en tous cas ils font agir fort peu leurs membres.

Les cages portent chacune un numéro qui est aussi gravé sur une petite fiche métallique maintenue par un collier au cou de chaque sujet. De cette façon, toute confusion devient impossible au cours des expériences.

La nourriture est pour tous identique en qualité et en quantité. Des soins attentifs y sont apportés, car les conditions hygiéniques sont par ailleurs défectueuses, étant donnée l'exiguïté nécessitée des cages.

Pour cette dernière raison, il fallait chercher à obtenir des résultats aussi rapides que possible et, en outre des conditions énoncées plus haut, nos lapins devaient en même temps être des réactifs sensibles. Nous sommes parvenu à satisfaire à cette dernière exigence de l'expérimentation en prenant des sujets à la période de croissance.

Cette période est en effet de trois mois environ dans cette espèce, et vingt jours représentent ici un intervalle de plusieurs années par rapport à la durée de la croissance de l'homme.

De plus, à ce moment, les phénomènes de l'activité cellulaire sont portés à leur maximum. A l'article *Nutrition*, du *Traité de Médecine*, le Dr P. Le Gendre écrit : « Envisagée dans son ensemble, la croissance est une manière d'être de la nutrition portée à son maximum d'intensité, avec prédominance de l'assimilation sur la désassimilation (1). » Vers

(1) *Traité de Médecine*, t. I, p. 234.

l'âge d'un mois les lapins peuvent être isolés de leur mère sans inconvénient, et ce moment nous a semblé favorable pour nos recherches. Si la gymnastique électrique doit produire un accroissement local de la nutrition, nous avions ainsi des sujets éminemment propres à fournir des résultats rapides.

En suivant le même raisonnement, les effets du surmenage devaient se manifester plus difficilement, mais leur manifestation n'en serait que plus probante.

Choix des muscles. — Les muscles sur lesquels ont porté les excitations diverses ont été l'objet d'un choix attentif.

Des muscles relativement volumineux et, partant, faciles à exciter et à palper, semblaient surtout commodes. Aussi avons-nous pris les muscles de la région postérieure de la cuisse : le biceps, le demi-tendineux et le demi-membraneux. L'action de ces muscles, puissants chez le lapin, est des mieux connues; la palpation et l'examen des mouvements provoqués permettent de se rendre aisément compte des effets des excitations, de voir si ces muscles se contractent ou non. Le plus souvent, il nous est arrivé de produire la contraction simultanée de tout le groupe et d'amener ainsi un mouvement d'extension de la cuisse et de flexion de la jambe, le biceps et le demi-tendineux produisant ce dernier mouvement, tandis que le demi-tendineux et le demi-membraneux redressaient l'os coxal sur le fémur, comme dans le *cabrer*.

C'est peut-être là le meilleur moyen d'exciter régulièrement les trois muscles, car les contractions, tout en restant également énergiques, nous l'avons constaté, sont exactement de même nombre et de même durée.

Moyens de contrôle. — Ces moyens ont été la pesée et l'examen histologique.

Pour soumettre les masses musculaires au contrôle de la pesée, il n'était pas indifférent d'avoir affaire à des organes de facile dissection, car des lambeaux aponévrotiques ou des bourrelets adipeux auraient pu fausser les résultats. Or, chez le lapin jeune, on ne trouve pas de graisse dans la région sus-indiquée ; les muscles, faciles à isoler jusqu'à leurs insertions osseuses, peuvent être pesés avec précision. Les aponévroses, que nous avons laissées *in situ* dans les points où elles adhéraient assez fortement, sur la face externe du biceps notamment, sont d'un poids vraiment négligeable quand on veut s'en tenir à une approximation d'un demi-décigramme.

Ce qui nous confirme d'ailleurs dans notre opinion est le fait du lapin n° 1 pris comme témoin à ce propos.

Expérience N° 2

Chez cet animal, les trois muscles en question, disséqués et isolés du membre inférieur gauche et du droit, suivant la technique indiquée par le prof. Chauveau, dans son *Anatomie comparée des animaux domestiques* (1), furent placés, ceux du côté droit dans l'un des plateaux d'une balance sensible au demi-décigramme, ceux du côté gauche dans l'autre plateau. L'équilibre resta parfait.

De même quand nous avons comparé ensemble les muscles homologues : les deux biceps, les deux demi-tendineux, les deux demi-membraneux.

Ces muscles sont donc parfaitement symétriques.

Cette observation est extrêmement importante, car, dans toutes nos expériences, nous avons essayé les effets des différentes excitations sur un seul membre, gardant l'autre comme témoin. Les différences de poids trouvées à la fin de l'expérimentation nous ont permis de conclure à une hypertrophie ou à une atrophie consécutive.

(1) Chauveau. — *Anatomie comparée des animaux domestiques*, p. 342.

Ainsi donc, bien que nous ayons pris la précaution de peser nos lapins au début et à la fin de chaque expérience, les poids enregistrés n'ont pas une très grande utilité et ils permettent simplement de juger de l'état de santé des sujets.

Chez chacun d'eux, le membre postérieur gauche, qui seul a été mis en expérience, a été soigneusement rasé sur toute l'étendue de sa face externe. Cette précaution permettait d'appliquer exactement sur la peau les tampons excitateurs, et, de plus, elle mettait en garde contre toute confusion possible dans les expériences et dans leur exposé.

Un second moyen de contrôle nous était nécessaire et c'était, on le comprend, l'examen histologique des différents muscles. On ne saurait, en effet, conclure à un accroissement utile d'un muscle que si l'hypertrophie en est caractérisée par une augmentation de la substance musculaire elle-même. La prolifération du tissu conjonctif interfasciculaire ou l'adipose pourraient en effet simuler l'augmentation de volume du muscle lui-même.

Dans l'atrophie, l'examen microscopique devenait intéressant pour expliquer le mode de dénutrition qui l'avait produite.

Comme pour l'épreuve de la balance, les muscles des deux côtés ont été comparés dans l'examen histologique. Nous avons obtenu de la sorte trente préparations qui viennent corroborer les données fournies par les pesées.

Nous devons à M. le Dr Sabrazès, chef du laboratoire des cliniques de la Faculté, nos plus vifs remerciements pour l'appui qu'il a bien voulu nous prêter dans ces dernières recherches. Les riches ressources instrumentales dont il dispose et surtout son concours éclairé, patient, tout de parfaite cordialité, ont rendu notre travail plus facile et plus précis.

Des lanières de tissu prises en plein ventre musculaire ont

été fixées par le liquide de Müller, colorées en masse par le picro-carmin et incluses dans la paraffine.

Les coupes ont été faites dans le sens longitudinal, au rabot de Viallanes, par M. Rivière, préparateur du laboratoire des cliniques et externe du service électrothérapique.

A l'observation de chacun des sujets, nous joindrons les résultats de l'examen histologique.

Technique instrumentale. — Les sources électriques dont nous nous sommes servi, les instruments de mesure, les excitateurs, en un mot tout notre outillage a été pris dans l'arsenal électrothérapique.

Nous avions à cœur d'être utile et de demeurer pratique, aussi nous sommes-nous toujours placé dans les conditions où se trouvent nos malades. Nos expériences ont été faites dans la Clinique de M. le prof. Bergonié, à l'hôpital Saint-André : c'est dire à la fois l'obligeance de notre maître et la perfection de notre matériel de recherches.

Plaçons-nous donc devant un des seize postes de la Clinique, analysons sa composition et nous donnerons une idée précise de notre technique instrumentale.

Un double crochet porté par un conducteur double et souple permet d'envoyer dans la ligne le courant galvanique ou le courant faradique, suivant qu'on le fixe à l'une ou à l'autre paire de plots à ressort placés de chaque côté du tableau de distribution. Les courants galvaniques sont fournis à une tension de 30 volts par une batterie d'accumulateurs. L'appareil faradique est actionné constamment par deux accumulateurs spéciaux.

Sur le circuit de ligne sont intercalés un rhéostat à liquide, un galvanomètre qu'on peut fermer sur lui-même et un interrupteur qu'on peut aussi insérer ou supprimer, suivant les besoins.

Faire le détail complet du poste serait ici hors de propos, et nous ne décrirons que l'interrupteur qui sert à produire automatiquement des excitations rythmées.

C'est un métronome dont le mécanisme est en communication avec une des extrémités de la ligne et dont la tige oscillante porte un bras horizontal fixé perpendiculairement à elle en son milieu. Ce bras porte deux tiges de platine, verticales au repos, qui plongent alternativement, à chaque oscillation, dans une augette à mercure placée au-dessous et mise en communication électrique avec l'autre extrémité de la ligne. Chaque immersion d'une tige de platine établit le courant; les mouvements inverses produisent l'ouverture. On obtient ainsi, en faisant varier les vitesses d'oscillation ou la quantité de mercure de l'augette, des courants d'excitation diversement rythmés.

Le rythme le plus habituellement usité à la Clinique, celui aussi que nous avons toujours employé, est le rythme qui donne la même durée pour l'excitation et le repos; d'où la production de contractions musculaires semblables à celles qu'accomplissent les gymnastes dans les exercices dits d'*assouplissement*. La vitesse du métronome est réglée de façon à donner trente fermetures par minute.

Un seul métronome rythme les excitations pour tous les postes par un dispositif spécial imaginé par M. le professeur Bergonié.

L'interrupteur pouvant être inséré dans le circuit ou supprimé à volonté, on peut obtenir à volonté des excitations continues ou rythmiques.

Nous abandonnons à regret la description de cette installation si parfaite, car nous en avons dit assez pour l'intelligence de notre sujet.

Notre tampon excitateur doit être décrit, car il est d'une

grande commodité pour l'électrisation percutanée localisée des muscles fémoraux postérieurs du lapin. Au lieu de tenir en main deux excitateurs distincts, comme le faisait Duchenne pour électriser des muscles très dissemblables, nous avons pu, dans notre cas particulier, où nous avions affaire à des muscles d'égale longueur chez des sujets de même taille, faire confectionner un excitateur double à manche isolant, très facile à manier *(fig.)*. Il se compose

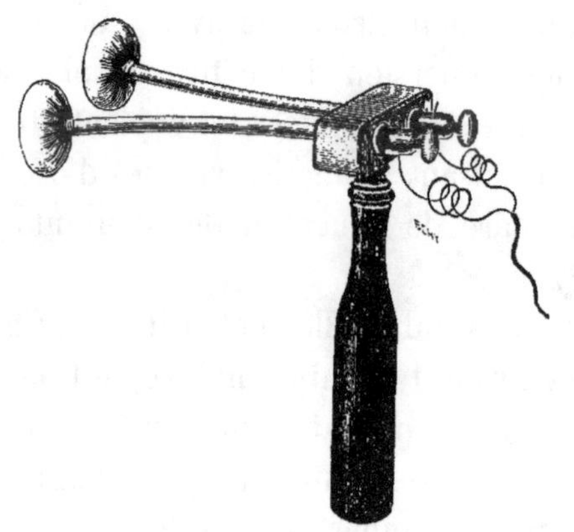

Excitateur bi-polaire de l'Auteur.

d'une plaquette de fibre percée de deux trous où sont vissées deux petites tiges de cuivre terminées par deux disques de métal. Les disques, recouverts de gaze hydrophile, ont 1 centimètre 1/2 de diamètre, et leurs centres sont distants de 4 centimètres. Les tiges portent chacune une borne pour recevoir deux conducteurs souples.

Enfin, une machine statique genre Wimshurst, à quatre plateaux de verre, actionnée par un moteur électrique, nous a permis d'expérimenter l'étincelle comme excitant de la contractilité musculaire.

Formes de courants expérimentées. — Le titre de ce travail indique que nous n'avons étudié que l'action des formes électriques d'usage courant en électrothérapie, c'est-à-dire des formes galvanique et faradique rythmées et non rythmées et de l'étincelle statique.

La forme sinusoïdale est encore d'un emploi peu répandu, et il est fort difficile d'obtenir des appareils qui la produisent dans la perfection.

Les courants de haute tension ne sont pas non plus entrés encore dans le domaine de l'électrothérapie courante. D'ailleurs, ils ne semblent pas exercer d'action spéciale sur le muscle, et le corps humain leur livre passage sans révéler le moindre phénomène de sensibilité ni de motricité. Ils n'ont rien à voir avec la gymnastique électrique.

Nombre et durée des séances. — En ce qui concerne le nombre et la durée des séances, nous nous sommes efforcé de rester encore dans les conditions de la pratique électrothérapique.

Les séances ont été quotidiennes.

Elles ont été pratiquées du 10 au 30 décembre dernier sans interruption aucune.

La durée de chacune d'elles a été invariablement de quatre minutes.

L'exposé des différentes expériences fera connaître les détails que nous ne pouvons fournir ici.

Mode de contention des sujets. — Ce chapitre de technique expérimentale sera terminé quand nous aurons exposé les précautions que nous avons prises au sujet du mode de contention de nos sujets.

Ceci a bien son importance. car les résultats pourraient

être singulièrement faussés si, sous prétexte de soumettre certains muscles d'un animal à des excitations artificielles dont on aurait à étudier les résultats éloignés, on allait le mettre à la torture sur un appareil quelconque de contention. Dans de telles conditions, tous les membres et le tronc accompliraient un exercice violent dans les mouvements de défense impossibles à empêcher.

Le lapin est un animal tranquille et patient qui supporte, sans s'agiter le moins du monde, des excitations même très énergiques.

Il nous a suffi de placer nos sujets sur nos genoux pour pratiquer méthodiquement l'électrisation du membre en expérience préalablement rasé, en conservant l'immobilité complète des muscles non excités.

CHAPITRE V

EXPÉRIENCES

Expérience N° 1

Notre première expérience, exposée au chapitre II, montrait l'analogie des phénomènes circulatoires qui accompagnent les contractions artificielles électriques avec celles que M. Kaufmann a observées dans l'exercice physiologique. Nous devons la rappeler ici simplement sans nous y attarder.

Expérience N° 2

Les résultats de notre seconde expérience ont été analysés au chapitre précédent. Ils établissent, on s'en souvient, la symétrie parfaite des muscles fémoraux postérieurs du lapin et autorisent le procédé d'expérimentation basé sur la pesée de ces organes.

Il suffira donc d'en consigner les résultats dans un tableau.

Lapin n° 1 :

Poids initial .... 841 grammes.
Poids final...................... 910 —

DURÉE de L'EXPÉRIENCE	NATURE de L'EXCITATION	MUSCLES	COTÉ DROIT — (Poids)	COTÉ GAUCHE — (Poids)
			gr. cent.	gr. cent.
20 jours.	»	Biceps...........	3 80	3 80
	»	Demi-tendineux...	1 25	1 25
	»	Demi-membraneux	2 50	2 50

Expérience N° 3

Le lapin n° 2 pèse 892 grammes au début de l'expérience. Il est soumis, dans les conditions énoncées plus haut, aux excitations faradiques, rythmées à 30 par minute. Les séances, quotidiennes, durent quatre minutes; ce qui porte à 120 le nombre des contractions provoquées dans chacune d'elles. Les tampons excitateurs sont placés au niveau des insertions tendineuses supérieure et inférieure du muscle biceps. L'intensité du courant est réglée de façon à ce que le muscle se contracte à chaque excitation, comme dans un mouvement volontaire énergique. Les mouvements produits présentent les plus grandes analogies avec ceux des exercices gymnastiques d'assouplissement.

Nous avons reconnu, dès la première application, que les trois muscles : biceps, demi-tendineux et demi-membraneux, répondent simultanément quand on applique fortement les tampons aux points indiqués, et nous n'avons recours ultérieurement qu'à ce procédé d'excitation.

L'animal ne manifeste jamais le moindre signe de fatigue. La palpation bilatérale fait reconnaître, après la neuvième séance pratiquée le 18 décembre, une augmentation déjà appréciable du volume des muscles électrisés, que plusieurs personnes présentes à la Clinique observent avec nous. Nous continuons cependant l'électrisation, sans rien changer à la technique, jusqu'au 30 décembre. L'hypertrophie se maintient jusque-là, dans les muscles en expérience, à peu près dans les mêmes proportions ; mais la difficulté d'en juger exactement par le palper seul est évidemment très grande.

Le 30 décembre, l'animal est sacrifié après vingt-quatre heures de repos. La dissection minutieuse des muscles est faite aussitôt. L'épreuve de la pesée, pratiquée immédiatement après, pour éviter la dessiccation, et aussi pour hâter les manipulations histologiques, donne les résultats consignés dans le tableau suivant :

Lapin n° 2 :

Poids initial .... 892 grammes.
Poids final.................... 1,150 —

DURÉE de L'EXPÉRIENCE	DURÉE de L'EXCITATION	MUSCLES	COTÉ DROIT — (Poids)	COTÉ GAUCHE — (Poids)
			gr. cent.	gr. cent.
20 jours.	Courants faradiques rythmés, 120 contractions par séance.	Biceps...........	4 60	6
		Demi-tendineux...	1 40	2 10
		Demi-membraneux	3 50	5

Examen histologique. — Le muscle hypertrophié a toutes les apparences d'un muscle normal. Les fibres sont régulières. Les noyaux du sarcoplasme se sont laissé admirablement colorer par le carmin ; ils sont plus apparents que sur les muscles normaux. La striation est très nette, très régulière.

Le tissu interstitiel est à peine apparent et présente çà et là quelques capillaires sanguins normaux.

Ces caractères s'observent tant sur des coupes transversales que sur des coupes longitudinales. Pas de lipomatose du muscle. L'hypertrophie a donc porté sur le tissu musculaire lui-même. Les préparations les plus favorables pour l'étude sont celles qui ont été colorées par l'éosine et montées dans la glycérine.

Ces résultats sont probants en ce qui concerne l'action de l'électricité en général sur la nutrition musculaire; elle est indéniable.

Au point de vue particulier de la forme du courant d'excitation, on remarquera, en analysant les tableaux qui suivent, que, dans le cas actuel, l'hypertrophie est plus considérable que dans les autres expériences où elle s'est manifestée.

Expérience N° 4

Nous essayons sur le lapin n° 3 l'action des courants galvaniques rythmés. Dans cette expérience, il n'est pas tenu compte de la direction du courant, mais, uniquement, de son intensité. Celle-ci est toujours rigoureusement réglée à 2 mA. Dans ces conditions, les excitations de fermeture seules donnent la secousse, les ouvertures ne produisent rien. Comme à l'expérience n° 2, il y a donc 120 excitations dans la séance de quatre minutes. Les points d'application des tampons restent les mêmes, et ici encore les trois muscles se contractent simultanément.

Les contractions sont des secousses et n'ont ni la tonicité ni la durée des contractions faradiques rythmées.

A la fin des séances l'animal ne semble pas fatigué. La peau est légèrement rubéfiée au niveau des tampons.

La palpation révèle une augmentation de volume appréciable à la douzième séance.

Le 30 décembre, l'animal est sacrifié après vingt-quatre heures de repos, et ses muscles, comme ceux du précédent, sont soumis aux deux épreuves de la pesée et du microscope.

En voici les résultats :

Lapin n° 3 :

Poids initial .... 920 grammes.
Poids final .... 1,010 —

DURÉE de L'EXPÉRIENCE	NATURE de L'EXCITATION	MUSCLES	COTÉ DROIT — (Poids)	COTÉ GAUCHE — (Poids)
			gr. cent.	gr. cent.
20 jours.	Courants galvaniques rythmés, 120 secousses de fermeture par séance.	Biceps	3 90	4 60
		Demi-tendineux...	1 30	1 60
		Demi-membraneux	2 60	3

Examen histologique. — Les muscles hypertrophiés de ce lapin sont, comme ceux du lapin n° 2, d'apparence normale. Les conclusions de l'examen sont en tous points identiques.

Les secousses musculaires provoquées par le courant galvanique rythmé sont, elles aussi, capables d'activer la nutrition musculaire. Si elles ont produit des résultats moins marqués que ceux des contractions faradiques rythmées, ces résultats sont pourtant considérables.

Expérience N° 5

Le lapin n° 4 est soumis à l'étincelle statique. L'animal étant placé sur nos genoux, la machine statique est mise en mouvement aussi lentement que possible, de façon à fournir de petites étincelles de 2 à 3 millimètres, quand on approche la main de l'une ou l'autre armature polaire. Ainsi, à l'aide d'un excitateur à manche isolant, mis en communication avec l'un des pôles par l'intermédiaire d'une chaîne, nous pouvons exciter les muscles sans déterminer de phénomènes très douloureux. Nous nous efforçons de tirer environ 120 étincelles en quatre minutes. Les contractions musculaires ainsi provoquées sont brusques, incomplètes. L'excitation est difficile à préciser et à localiser.

Nous devons signaler un accident d'expérience survenu le 15 décembre, au cours de la sixième séance. Il nous arriva, ce jour-là, sans que nous puissions en donner le motif, de tirer, au niveau des muscles en expérience, une étincelle de 2 centimètres environ. Le sujet pousse des cris de douleur et présente aussitôt des phénomènes de paralysie du membre frappé. Ces phénomènes disparaissent complètement en deux minutes. Le tableau qui résume l'observation de ce sujet montre que l'accident que nous signalons, qui d'ailleurs fut unique, comme aussi l'étincelle méthodiquement employée, sont restés sans effet.

Lapin n° 4 :

Poids initial.................... 860 grammes.
Poids final..................... 925 —

DURÉE de L'EXPÉRIENCE	NATURE de L'EXCITATION	MUSCLES	COTÉ DROIT — (Poids)	COTÉ GAUCHE — (Poids)
			gr. cent.	gr. cent.
20 jours.	Étincelle statique.	Biceps...........	3 95	3 95
		Demi-tendineux...	1 40	1 40
		Demi-membraneux	2 70	2 70

Examen histologique. — Les muscles, biceps, demi-tendineux et demi-membraneux, présentent tous les caractères des muscles normaux.

Expérience N° 6

Le sujet de cette expérience nous a fourni l'occasion d'observer sur lui les divers phénomènes circulatoires détaillés au chapitre II.

Nous avons soumis, dans l'expérience actuelle, ses muscles fémoraux postérieurs à la tétanisation prolongée, au moyen des courants faradiques. Pour rendre cette observation intéressante, nous avons employé ici le même courant que nous rythmions dans l'expérience n° 3. On ne doit donc pas confondre les résultats que nous enregistrons avec les effets divers produits par des courants très intenses.

Après la tétanisation prolongée pendant quatre minutes, le sujet accuse une fatigue marquée des muscles ainsi excités. Le membre reste dans l'extension forcée durant trois minutes environ. Au bout de ce temps, il s'essaye à faire quelques sauts, puis reprend la position normale du repos.

L'examen des muscles de ce lapin dépouillé montre un amaigrissement notable des muscles ainsi surmenés.

L'épreuve de la pesée confirme cette apparence d'atrophie.

Lapin n° 5 :

Poids initial.................... 682 grammes.
Poids final .... 720 —

DURÉE de L'EXPÉRIENCE	NATURE de L'EXCITATION	MUSCLES	COTÉ DROIT — (Poids)	COTÉ GAUCHE — (Poids)
			gr. cent.	gr. cent.
20 jours.	Faradiques non rythmés.	Biceps...........	3 20	3 05
		Demi-tendineux...	1 20	1 20
		Demi-membraneux	2 40	2 25

Examen histologique. — Dans les muscles atrophiés, on constate des lésions de la fibre musculaire elle-même sans réaction apparente du tissu interstitiel. Ces lésions sont caractérisées :

1° Par des inégalités de coloration dans la continuité des fibres qui, sous l'influence du carmin, ont pris par places une teinte variant du rouge vif au gris jaunâtre;

2° Par des troubles de la striation. Celle-ci n'est régulière que sur des parties très limitées des fibres. Sur les autres points, le protoplasma est purement granuleux ou rempli de petits tractus linéaires désordonnés;

3° Par la déformation des fibres elles-mêmes qui sont onduleuses et présentent en certains points des cassures latérales et transversales. Ces cassures ne paraissent pas dues au mode de préparation, puisque les préparations faites par le même procédé, à l'aide des muscles normaux, n'en présentent que de très rares.

A l'examen à un fort grossissement, avec l'objectif à immersion homogène n° 3.0 de Zeiss et l'oculaire n° 8, on est frappé par l'inégalité de volume des fibres musculaires, par leur inégalité de coloration, par les troubles de striation qu'elles présentent. Les fibres très atrophiées sont en petit nombre. Elles sont latéralement bordées par un ou deux noyaux allongés placés côte à côte, détachés de l'élément contractile. Ces éléments sont disséminés sur la coupe, leur striation a disparu, le protoplasma est parsemé de granulations claires, punctiformes. Ce protoplasma est çà et là séparé du noyau périphérique par un espace clair coloré en jaune par l'acide picrique. On voit, entre les fibres, des capillaires gorgés de sang. Le tissu interstitiel du muscle est tout à fait normal.

Les coupes des muscles symétriques se distinguent des précédentes par l'uniformité plus grande de la coloration des fibres sous l'influence du carmin, par le calibre sensiblement égal des fibres elles-mêmes, en tenant compte évidemment des incidences de la coupe, par la disposition habituelle du noyau le long des fibres, par la plus grande régularité de la striation.

En résumé, il existe des lésions parenchymateuses du tissu contractile dont les éléments sont atrophiés sans systématisation, et parfois même ont subi une dégénérescence granuleuse.

Le sarcoplasme réagit par la multiplication de ses noyaux autour des éléments malades; notre sujet est d'ailleurs à la période de croissance.

Nous avons conservé les pièces provenant de cet animal afin de continuer, dans un travail ultérieur, l'étude de ce cas intéressant qui n'avait encore été l'objet d'aucune recherche.

Expérience N° 7

Pour Remak, les effets stimulants du courant constant sur les muscles rentrent dans la catégorie de ceux qui, dans beaucoup de cas, peuvent être démontrés avec la même sûreté qu'une expérience de physique. Un courant à peine sensible agissant à travers la peau sur un muscle, augmente non seulement son excitabilité, mais gonfle en même temps les faisceaux et augmente ainsi les forces actives de ce même muscle.

Notre expérience confirme cette manière de voir.

Voici, dans un tableau, l'ensemble des résultats qu'elle nous a fournis :

Lapin n° 6 :

Poids initial.................... 743 grammes.
Poids final..................... 885 —

DURÉE de L'EXPÉRIENCE	NATURE de L'EXCITATION	MUSCLES	COTÉ DROIT — (Poids)	COTÉ GAUCHE — (Poids)
			gr. cent.	gr. cent.
20 jours.	Courants galvaniques non rythmés. — 2 m A.	Biceps..........	3 55	3 70
		Demi-tendineux...	1 20	1 35
		Demi-membraneux	2 45	2 60

Examen histologique. — Les muscles du sujet présentent les caractères énumérés à propos du lapin n° 2.

Les noyaux du sarcoplasme sont plus visibles qu'à l'état normal. Nous appuyons sur ce caractère, qui frappe surtout dans tous les examens.

Cependant le courant continu ne détermine pas de contractions musculaires, et dans notre expérience nous avons pu éviter d'en amener une seule en nous servant du rhéostat continu du tableau. L'électricité agit donc dans ce cas autrement que par le mécanisme de la contraction. Nous avons dit au chapitre II la portée de cette expérience dans notre travail, et nous n'aurons ici qu'à signaler quelques particularités.

Le courant continu n'a pas donné des résultats aussi marqués que le courant rythmé de même intensité. Il suffit, pour s'en convaincre, de comparer les résultats des expériences 4 et 7. Cette dernière nous fournit donc encore l'occasion d'observer l'action importante de la contraction. A quantité double, un courant galvanique continu se montre moins actif qu'un courant rythmé.

A noter les adhérences de la peau à l'aponévrose du biceps au niveau des points d'application des tampons.

CONCLUSIONS

De l'ensemble de notre travail il résulte que :

1° Le mode d'action de l'électricité sur la nutrition musculaire est complexe. Notre expérience n° 7 montre que, sous la forme de courants continus, elle agit autrement que comme excitant de la contractilité, et toutefois manifestement ;

2° En tant qu'excitant de la contractilité, son action est comparable à celle de l'exercice ordinaire, sur lequel elle présente des avantages considérables au point de vue thérapeutique ;

3° L'exercice modéré provoqué par les courants faradiques rythmés, qui se rapproche le plus de l'exercice naturel, produit les effets les plus marqués ;

4° L'exercice provoqué par les excitations galvaniques rythmées produit, avec ses secousses brusques, une action favorable évidente. Cette action est moindre cependant que celle des courants faradiques rythmés, mais supérieure à celle des courants galvaniques continus ;

5° La tétanisation prolongée déterminée par les courants faradiques produit un surmenage qui a pour conséquence l'atrophie des muscles ;

6° L'étincelle statique ne produit pas de modification durable.

En résumé, ces faits expérimentalement démontrés prouvent, contrairement à l'opinion de certains auteurs, que l'action de l'électricité est réelle.

Ils sont d'accord avec la conduite qu'on tient à la Clinique électrothérapique en présence des atrophies musculaires, quand on fait choix du mode d'électrisation le plus apte à produire la contraction des muscles.

Ils vérifient une indication pratique de première importance.

TABLE DES MATIÈRES

Bordeaux — Imp. G. GOUNOUILHOU, rue Guiraude, 11.

www.ingramcontent.com/pod-product-compliance
Lightning Source LLC
LaVergne TN
LVHW011957160826
845678LV00002B/593
* 9 7 8 2 3 2 9 6 8 0 1 8 7 *